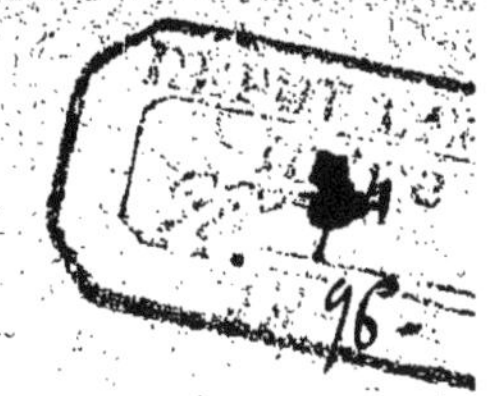

L'OR « SOLILA »

DU Dr E. DE TREY

PAR

MM. le Dr E. SAUVEZ

Professeur suppléant a l'École dentaire de Paris,
Dentiste adjoint des Hôpitaux,

et

TOULOUSE

Dentiste

CHATEAUROUX

IMPRIMERIE ET STÉRÉOTYP. A. MAJESTÉ ET L. BOUCHARDEAU

2, RUE GUTENBERG, 2

1896

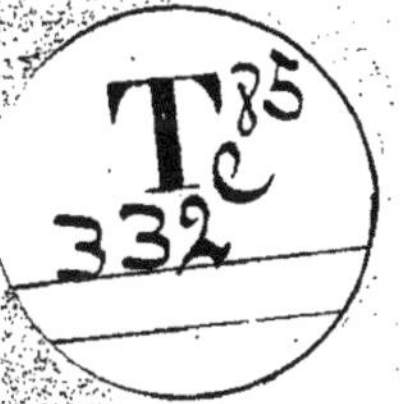

DE

L'OR « SOLILA »

Du Dr E. de TREY

Châteauroux. — Typ. et Stéréot. A. Majesté et L. Bouchardeau.

DE
L'OR « SOLILA »
DU Dr E. DE TREY

PAR

MM. le Dr E. SAUVEZ

Professeur suppléant a l'Ecole dentaire de Paris,
Dentiste adjoint des Hôpitaux,

et

TOULOUSE

Dentiste

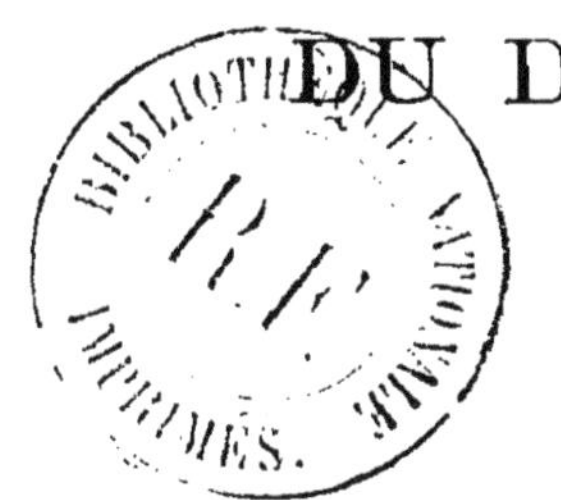

CHATEAUROUX

MPRIMERIE ET STÉRÉOTYP. A. MAJESTÉ ET L. BOUCHARDEAU

2, RUE GUTENBERG, 2

—

1896

L'OR « SOLILA »

Du Dr E. de TREY

Sommaire.

Préliminaires. — Différents numéros d'or. — Instruments : nécessaires,
(fouloirs) ; utiles (précelles, instrument Toulouse, ciseaux, fouloirs,
pointes de maillet). — Soins à donner aux instruments. — Préparation de l'or. — Soins à donner à l'or. — Préparation de la cavité. —
Bords. — Précautions contre l'humidité. — Pression manuelle : son
intensité, sa direction. — Pression par le maillet. — Condensation. —
Manuel opératoire de l'aurification ; 1er type : face triturante de grosse
molaire ; 2e type : face interstitielle d'incisive ; 3e type : reconstitution
de prémolaire ou incisive ; 4e type : incisive supérieure ; reconstitution d'un angle et d'un bord. — Fin de l'aurification. — Raccords. —
Densité. — Titre. — Infiltration. — Malléabilité. — Conclusions.

Préliminaires.

Nous ne voulons, dans cet article, nous occuper ni des différents
ors cristallisés, Nedden, Scheurer, Watts, Cristal mat gold de
White, etc., ni de leur valeur réciproque, ni de leurs qualités, ni
de leurs avantages.

C'est à tort qu'on a voulu assimiler l'or de Trey à ces différents
ors ; nous constaterons simplement, comme M. le professeur Miller,
que cette préparation a absolument tous les avantages que l'on

peut exiger d'un produit semblable. Tout expérimentateur sérieux sera du même avis, nous en sommes certains.

Nous supposons donc admis que l'or de Trey est celui qui, *à l'heure actuelle*, possède au plus haut point les qualités des ors cristallisés et qu'il est supérieur à tous les autres ors de cet ordre.

L'or de Trey, connu sous le nom d'*or Solila*, a fait sa première apparition dans le commerce il y a un an environ. Il avait déjà été employé par le Dr de Trey, son inventeur, depuis 20 ans ; ce praticien, justement estimé et apprécié de tous les confrères qui le connaissent, a exercé à Vevey et s'est ensuite établi à Bâle, où il est encore aujourd'hui. Il n'avait pu jusqu'alors le soumettre à la profession, parce que cet or n'était pas transportable.

Son or avait, d'ailleurs, à ce moment, une forme très imparfaite.

L'or Solila se présente aujourd'hui sous forme de plaquettes, de tablettes de la consistance de l'amadou et rappelant un peu l'aspect de ce corps. Ces tablettes sont placées sur de petites claies, divisées en plusieurs compartiments, et chacune des claies est isolée au moyen de coussins.

Nous insistons avec intention sur ces détails pour montrer que le Dr de Trey a tenu à garantir ainsi son or de toutes les secousses et de tous les froissements possibles. Ces précautions ont été prises à cause de l'extrême facilité de condensation de cet or.

Différents numéros d'or.

Cet or est présenté sous quatre numéros :
Numéro 1. — Or épais, avec trame partielle.
Numéro 2. — Or mince, sans trame.
Numéro 3. — Or nouveau, mince, sans trame.
Numéro 4. — Or mince, avec trame.
Nous verrons par la suite l'utilité de chacun de ces numéros.

Le numéro 3 *actuel* est, ainsi que nous l'avons dit, *mince, sans trame*. Ajoutons tout de suite que le nouveau numéro 3 présente, sur les autres numéros, à notre avis, une supériorité incontestable. Il est plus fin, plus malléable, il ne s'émiette pas. Il peut, grâce à ces qualités, rendre de grands services pour l'obturation des petites cavités, surtout des cavités interstitielles.

Il sera également choisi pour les contours, les reconstitutions, les bords et les surfaces.

Au fur et à mesure que l'opérateur sera plus apte à apprécier les mérites respectifs des différents numéros, il aura recours, selon le cas, à celui qui lui plaira le mieux. C'est ainsi que le numéro 1 est très commode pour garnir le fond des grandes cavités ; le numéro 2 se prêtera aux cavités moyennes. Quant au numéro 4, il est surtout indiqué, à notre avis, pour terminer rapidement les grandes surfaces triturantes.

En résumé, le praticien qui veut commencer à employer l'or de Trey se procurera une boîte de numéro 1 et une boîte de numéro 3.

Instruments.

Les instruments employés pour l'aurification par cette méthode sont assez nombreux. Pour mettre de l'ordre dans leur énumération et pour guider le praticien dans ses premiers pas, nous les diviserons en deux classes :

1° Instruments nécessaires ;
2° Instruments utiles.

1° *Instruments nécessaires.*

Il nous semble absolument indispensable de se procurer quelques fouloirs fabriqués spécialement pour cet usage. Ces fouloirs sont d'ailleurs fort bien faits et répondent parfaitement au but cherché ; le manche est solide et assez volumineux pour être bien en main sans fatigue pour l'opérateur.

Ils réduisent le point de condensation le plus possible par suite de leur forme convexe, arrondie. Grâce à cette forme, on n'a pas à craindre, comme avec les autres instruments, de déchirer l'or et surtout d'avoir des surfaces inégales, anguleuses ou en escalier. Ils ne relèvent pas l'or quand on les retire et la pointe de l'instrument se dégage facilement ; enfin, comme l'extrémité est arrondie, ils ne produisent pas de fractures de l'émail ; cette extrémité est garnie de dentelures, de serrations non tranchantes qui ne mâchent pas l'or.

L'opérateur n'a pas à faire retailler les serrations, lorsque ses instruments seront usés, car il arrivera insensiblement avec la pratique à opérer avec ces fouloirs, même privés de leurs serrations.

Le Dr de Trey, du reste, n'emploie que ce genre d'instruments ; mais nous pensons qu'il est préférable d'y parvenir graduellement, au lieu de recommander d'emblée des fouloirs polis avec lesquels on peut produire des échappées.

Nous conseillons, comme instruments indispensables, les numéros 3, 5, 6, 7, 9 et 28.

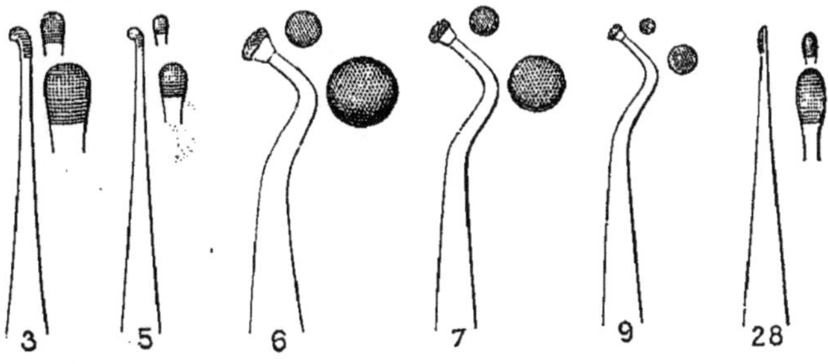

Le lecteur pourra se reporter au dessin pour voir les formes de ces différents numéros.

2° Instruments utiles.

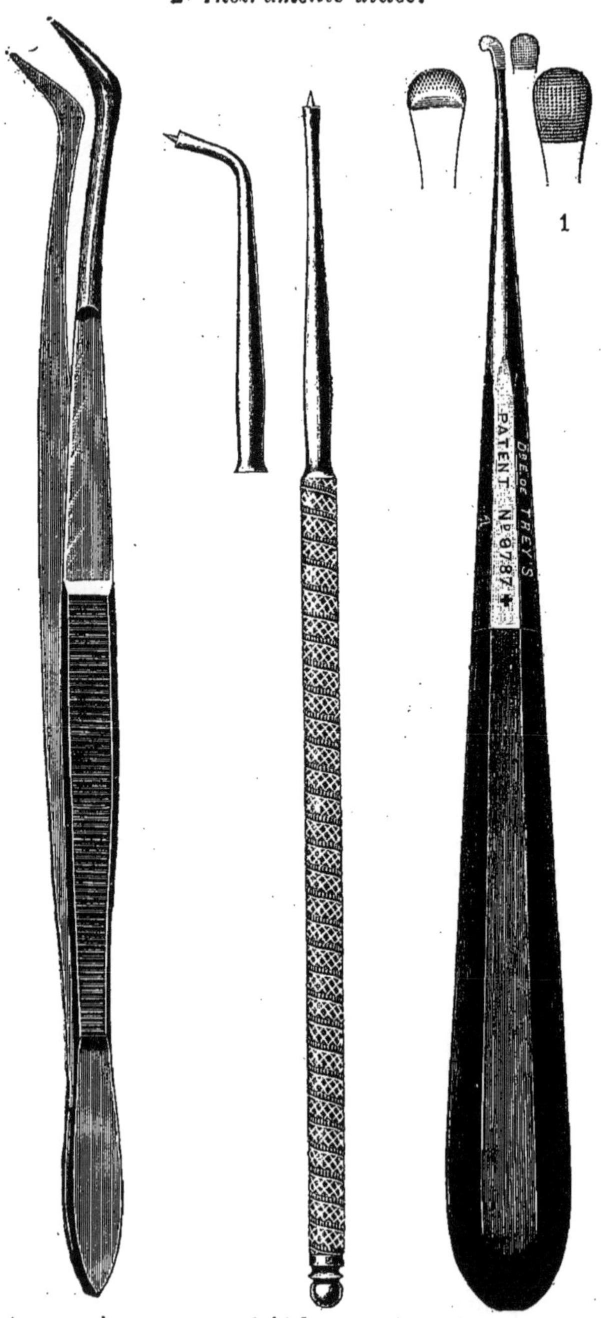

L'opérateur qui aura apprécié les mérites de cette méthode et aura compris tout le parti qu'il peut en tirer, se procurera bien vite quelques autres instruments qui lui rendront le travail plus facile et plus sûr.

Ces instruments sont les suivants :

Précelles. — Ces précelles, d'une forme spéciale, ont des mors aplatis, larges, qui permettent de prendre l'or sans le condenser, comme il arrive avec les précelles ordinaires à aurification qui présentent des mors étroits.

De plus, un ressort empêche aussi la pression de s'exercer directement au niveau de l'extrémité des mors et contribue encore à empêcher la condensation.

Instrument Toulouse. — L'un de nous a imaginé un instrument, dont le praticien appréciera toute l'utilité, pour porter l'or dans les cavités. On reconnaîtra en effet la difficulté et souvent l'impossibilité d'employer les précelles dont nous venons de parler pour porter un morceau d'or dans une carie interstitielle.

Cet instrument est une tige droite ou courbe, selon les besoins, que l'on pourra à volonté faire plus ou moins fine. Il se termine par une extrémité en forme de pique, destinée à pénétrer dans le morceau d'or et à retenir ce fragment sans le condenser.

Ciseaux. — Ces ciseaux présentent deux lames très tranchantes et très minces. Ils n'ont d'autre utilité que d'empêcher la condensation de l'or en réduisant la surface de section.

Fouloirs. — La série complète des fouloirs de Trey comprend 30 numéros; le lecteur pourra se reporter à la figure pour choisir au fur et à mesure de ses besoins et de ses goûts les fouloirs qui lui conviendront plus particulièrement. Ceux qui nous paraissent les plus utiles, en dehors des numéros que nous avons signalés parmi les instruments nécessaires, sont les numéros 2, 24, 25, 26.

Pour les petites cavités, on a récemment créé une série spéciale (en dehors des trente numéros dont nous avons parlé), de quatre instruments qui portent les dénominations suivantes, 5ᵃ, 9ᵃ, 24ᵃ, 25ᵃ.

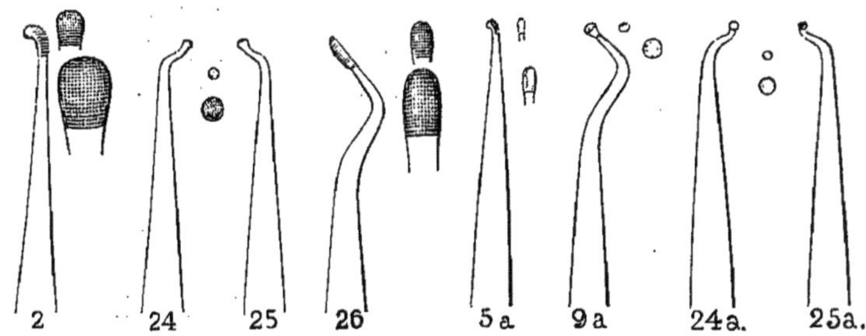

Pointes de maillet. — Nous verrons dans le cours de cet article qu'on peut, au besoin, se servir du maillet.

Il sera bon, dans ce cas, de se procurer les pointes spéciales imaginées par le Dᵣ de Trey. Ces pointes peuvent s'adapter sur le maillet Snow et Lewis ou Abbott.

Aux praticiens qui préfèrent le maillet primitif, en plomb, nous conseillons de se procurer une série d'instruments spéciaux

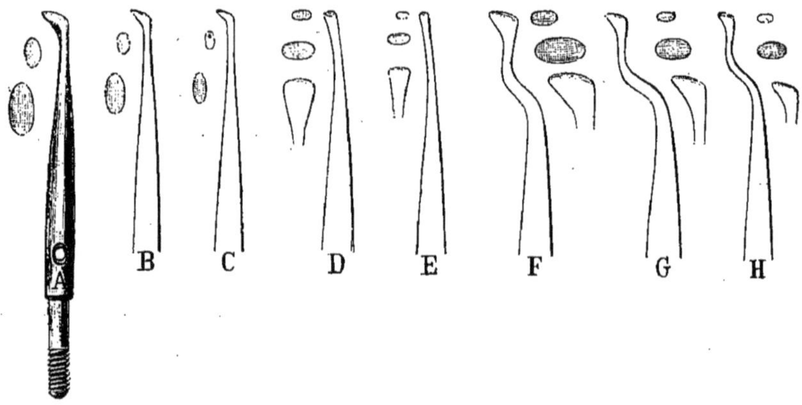

créés pour ce genre de maillet. Le Dr de Trey a intercalé à la partie supérieure de ces intruments une petite rondelle de cuir destinée à amortir le choc. On pourra se rendre compte des formes de ces instruments et apprécier leur utilité.

Il est également utile d'avoir à sa disposition quelques plaques de mica.

Soins à donner aux instruments.

Nous n'insisterons pas sur les soins à donner aux instruments.

Les aurificateurs savent en effet qu'on doit apporter une attention constante à la surveillance des pointes des instruments à aurifier, quels qu'ils soient. Il sera bon de temps en temps de les brosser avec une petite brosse à dents ferme, trempée dans l'alcool à 90°.

Les instruments à aurifier doivent être tenus à l'écart des autres et ne doivent pas être en contact avec du ciment, de l'amalgame ou des impuretés quelconques. On ne doit jamais toucher les extrémités avec les doigts.

Préparation de l'or.

La quantité d'or que l'on compte employer est prise doucement avec les précelles et l'on procède immédiatement au recuit.

Nous pensons en effet qu'il est préférable de recuire avant de couper en plaquettes ou de rouler.

L'or peut être recuit de deux façons : directement sur la flamme ou chauffé sur une feuille de mica, préalablement rougie, pour la débarrasser de ses impuretés.

Si on le recuit directement à la flamme, il faudra de préférence prendre une lampe à alcool, très simple, sans crémaillère, avec une mèche en écheveau, ne charbonnant pas ; on ne brûlera que de l'alcool à 90°, de façon à obtenir une flamme pure et incolore.

Le morceau d'or est pris par le milieu avec la précelle et porté ainsi sur la flamme ; on le laisse en contact jusqu'à ce qu'il s'incline des deux côtés ; on le retourne pour lui faire subir la même courbe dans le sens contraire ; le tout doit se faire rapidement, de façon à ne pas atteindre le rouge vif.

Si on le recuit sur la feuille de mica, on emploiera de préférence comme source de chaleur le bec Bunsen. La feuille qui porte l'or est chauffée jusqu'à ce que le métal ait pris une coloration plus brune, plus foncée. On retourne l'or et on le présente à la flamme pour le recuire des deux côtés.

C'est à ce moment que l'opérateur coupe en plaquettes ou en bandes de volume variable, suivant l'accès de la cavité, la plaque, le gâteau d'or qu'il vient de recuire. Nous avons reconnu dans la pratique que le roulement de l'or soit dans les doigts, soit dans une serviette, ne peut être utile que pour les caries de face triturante. Toutefois nous préférons les doigts *propres* à la serviette.

Soins à donner à l'or.

L'or ne doit jamais rester à l'air et on obtiendra des résultats d'autant meilleurs qu'on l'aura moins exposé aux poussières de l'atmosphère. On doit retirer de la boîte d'or la portion que l'on compte employer et la refermer au plus vite.

Si la boîte est en consommation depuis un certain temps et si l'on n'a pas pris toutes les précautions désirables, il est préférable d'entamer une autre boîte et de garder l'or un peu douteux pour les caries de faces triturantes, dans le fond desquelles on peut toujours facilement le condenser avec succès.

Le mieux est d'avoir un tiroir réservé spécialement à l'or et aux instruments à aurifier.

Tous ces détails, qui sembleront peut-être insignifiants et exagérés, ont leur importance, et tous ceux qui ont suivi des élèves apprenant l'aurification savent bien que, dans l'immense majorité des cas, les insuccès doivent être attribués au manque de soins.

Préparation de la cavite.

On peut dire d'une façon générale que toute cavité prête à recevoir un amalgame peut être aurifiée à l'or de Trey.

Toutefois, l'aurification sera plus facile si l'on a soin de faire avec une fraise ou une roue fine de petits crans tout autour de la cavité dans la rigole qui devait servir à retenir l'amalgame.

Il n'est pas besoin de faire ces crans profonds ; l'or s'agrafe très facilement après les moindres rugosités. Ces petits crans remplacent ou suppriment avantageusement les points de rétention que l'on fait avec l'autre méthode. Les points de rétention sont en effet la cause de plusieurs inconvénients ; ces petits puits doivent être creusés dans la dentine et, pour peu que l'on s'écarte de la direction, on risque de pénétrer dans la pulpe, ou de faire sauter un morceau d'émail (Dr Roland, de Bordeaux).

Ces points de rétention sont souvent, comme on le sait, une douleur de plus à infliger au malade et ils ne contiennent parfois que de l'or imparfaitement condensé.

Avec l'or Solila on n'a pas à craindre les anfractuosités, les recoins. L'or pénétrera facilement parmi eux et nous verrons plus loin que c'est après expérience que nous signalons ce fait.

Bords. — Toutefois, il ne faut pas, de même d'ailleurs que pour tout autre procédé, laisser des bords dentelés, minces, qui risquent de se briser ensuite, soit pendant l'obturation, soit après. Dans la premier cas, les fragments d'émail et la poussière qui résulte de le brisure amènent un retard dans le travail et un empêchement à l'adhérence. On est forcé de les chasser plus ou moins imparfaitement avec la poire à air chaud, qui peut produire de la buée et gêner l'accolement des fragments suivants.

Dans le second cas, ces bords s'effritent quelque temps après le travail par suite de la pression de la mastication, et il en résulte des défauts et des points de récidive dans l'aurification. On aura donc soin de faire des bords nets, avec le ciseau à émail, la lime, la meule, les disques, suivant les cas.

Précautions contre l'humidité.

L'utilité de la digue pour la mâchoire inférieure est incontestable ; il faut prendre pour l'aurification par ce procédé les mêmes précautions qu'avec l'or adhésif en général. Comme dans ce dernier cas, la poussière et la vapeur d'eau sont deux grands ennemis ; certes, on pourra en grattant la couche déjà mise, en y faisant quelques crans, arriver à terminer son obturation, mais la cohésion et l'homogénéité de l'aurification pourront s'en ressentir. Toutefois, dans bien des cas, suivant les malades, suivant l'emplacement de la cavité, on pourra souvent éviter la digue, étant donné le peu de durée de l'aurification pour un opérateur exercé. Avec l'aide de la serviette et des tampons de ouate hydrophile, on pourra obtenir une sécheresse absolue pendant le travail et on n'aura presque jamais besoin de la pompe à salive, que les malades hésitent souvent à accepter et qui a plusieurs inconvénients.

Nous allons plusieurs fois, dans la description du manuel opératoire de l'aurification par cette méthode, parler de la pression manuelle, de la pression par le maillet et de la condensation de cet or ; aussi nous paraît-il nécessaire de dire, avant d'aborder ce manuel opératoire, quelques mots sur ces différents points.

Pression manuelle, son intensité, sa direction.

Certains praticiens très distingués ont hésité à adopter le Solila parce qu'ils craignaient que les fortes pressions recommandées par M. de Trey ne fussent mal tolérées par les patients ; mais en constatant les résultats obtenus avec une pression normale, ce doute se dissipera. Les fortes pressions étaient nécessaires surtout au début et avec l'or à trame, mais on a pu voir plus haut que nous préconisons l'or sans trame, surtout depuis que le Dr de Trey a mis dans la circulation son nouveau numéro 3.

La pression nécessaire pour la condensation ne diffère pas sensiblement de celle exigée pour les autres ors ; elle a l'avantage sur les coups de maillet d'éviter au patient le désagrément des chocs et elle peut se comparer à celle qui est nécessaire pour l'or mou. Nous recommandons aussi, pour éviter la pression forte, d'imprimer au fouloir un mouvement de balancement latéral, de roulement, analogue au mouvement que l'on fait, par exemple, avec un pilon pour écraser un corps assez résistant. On arrive, après quelque temps de pratique, à faire en quelque sorte du modelage avec les dernières couches d'or. Ce tassement que l'on opère doit se faire perpendiculairement à la paroi, au fond de la cavité. Pour être dans l'axe de l'effort, on prendra naturellement des fouloirs droits pour les dents du haut et coudés pour celles du bas.

Pression par le maillet.

Le tassement par le maillet est discutable ; nous ne pensons pas, vu l'extrême facilité de l'or à se condenser, que le coup de maillet soit supérieur à la pression manuelle. Dans tous les cas, si, par suite d'un état spécial, on redoute trop la fatigue et qu'on croie devoir avoir recours au maillet, on aura soin de modérer le coup, de régler le choc en l'adoucissant, car ce choc serait mal toléré par le patient. Dans les premières aurifications que l'on fait avec l'aide de la seule pression manuelle, on est certainement plus fatigué qu'avec le travail au maillet, mais peu à peu les muscles du bras se forment et cet exercice devient de moins en moins fatigant.

Condensation. — Ainsi que nous l'avons déjà dit plusieurs fois dans le cours de cet article, l'or Solila se condense rapidement ; aussi est-il inutile d'insister sur la pression. *Quand l'or a pris un aspect brillant, il est à son maximum de condensation*; on n'ajoutera une nouvelle couche qu'après avoir constaté cet aspect. Le temps passé à vouloir obtenir un tassement plus parfait est du temps perdu. Ainsi que le dit le Dr de Trey, cette condensation est si prompte que l'opérateur ne s'en rend pas compte au début et peut perdre un temps précieux en l'exagérant. Le mieux, pour s'en faire une idée, sera de procéder à quelques essais en dehors de la bouche, sur des dents que l'on aura mises dans un bloc de plâtre.

Il est important de tenir compte de cette rapidité de condensation, pour éviter de remplir une assez grande cavité avec plusieurs morceaux d'or que l'on tasserait ensuite, car alors la couche superficielle serait comme une croûte métallique et le dessous serait spongieux. Notre excellent confrère, M. Wetzel, D. D. S., ancien assistant du Dr de Trey, compare ce fait à celui d'un homme marchant sur une couche de neige très épaisse, par exemple. L'endroit où aurait porté le poids de son corps serait tassé jusqu'à une profondeur d'un ou de deux pieds au plus, tandis qu'au-dessous l'effort aurait été arrêté par l'élasticité de la neige, et la condensation ne serait pas plus forte à un mètre au-dessous de l'endroit foulé qu'aux autres endroits qui n'auraient pas été touchés.

C'est couche par couche qu'il faut procéder.

Manuel opératoire de l'aurification.

1er *Type.* — *Carie de face triturante de grosse molaire.*

Nous prendrons comme type, pour démontrer le manuel opératoire, une vaste carie centrale de face triturante de grosse molaire ; nous supposons la cavité préparée comme nous l'avons dit, l'or recuit et coupé en petits morceaux d'une superficie égale à celle de l'ouverture de la cavité que l'on vient de dessécher à l'air chaud.

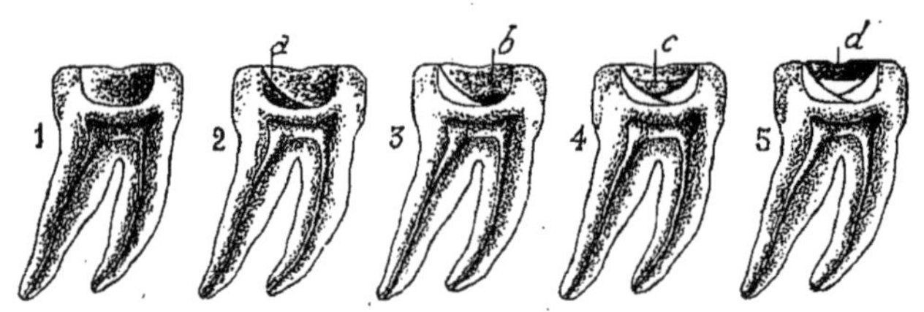

On porte avec les précelles ou l'instrument Toulouse, suivant la facilité de l'accès, un des fragments d'or dans la cavité. On prend alors un fouloir dont l'extrémité est aussi grosse que l'orifice de la carie et l'on enfonce doucement ce morceau d'or contre un des bords, sur lequel on aura au préalable pratiqué quelques crans.

On condense ensuite ce premier morceau *a* par une forte pression de la main. Dès que cette première portion aura été mise en place et pressée, comme nous l'avons dit, avec un fouloir large, il est indispensable de tasser avec un fouloir plus fin la surface de cette première couche, que le gros fouloir peut ne pas avoir suffisamment condensée dans tous les recoins ; si ce détail est négligé, il peut en résulter des cavernes, des lacunes. Le deuxième morceau *b* sera placé à côté de l'autre, également contre un bord. Le remplissage de la cavité sera continué ensuite, en ayant soin d'assurer ses bords, qui sont toujours, ainsi qu'on le sait, la partie où l'on a le plus facilement des défauts, des lacunes, des fissures qui servent de nouveau de porte d'entrée aux microbes de la carie.

Ainsi qu'on le comprend d'après cette description, il doit y avoir un moment où, les bords et le fond étant terminés, l'obturation a la forme d'un entonnoir dans le fond duquel on tasse de nouveaux morceaux d'or jusqu'à ce qu'on soit arrivé à remplir la cavité en totalité.

On ne doit pas, comme avec l'or mou, par exemple, laisser dépasser une portion notable d'or en dehors de la cavité pour la tasser ensuite par la pression ou par la rotation des fraises à finir ou des brunissoirs montés sur le tour ; autrement dit, il faut éviter de mettre trop d'or, car ce serait une perte inutile de matière première et de travail, cet or étant long à couper avec les fraises ou le coryndon.

Les petites cavités de face triturante seront obturées comme avec l'amalgame. On prendra un premier morceau d'or de la superficie de l'orifice de la cavité, que l'on tassera avec un fouloir de la même dimension.

Il y a analogie, dans ce cas, avec le mouvement d'un piston dans un corps de pompe.

2ᵉ *Type. — Carie de face interstitielle d'incisive.*

Voyons maintenant quelle sera la façon de procéder, si l'on a affaire à une carie de face interstitielle d'incisive.

La figure 1 indique la cavité préparée et munie des petits crans dont nous avons parlé. On peut, pour ce cas, prendre de petits morceaux d'or du volume d'un grain de riz, d'un grain de blé, suivant la forme et l'accès de la cavité.

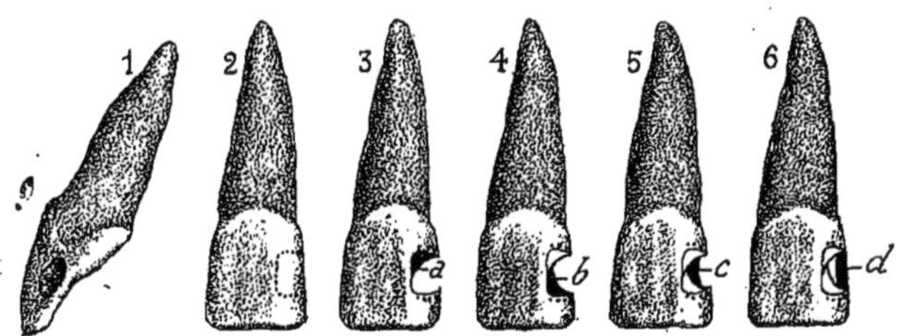

On portera avec l'instrument Toulouse les petits morceaux ainsi préparés à la partie cervicale de la carie, et on les pressera avec un fouloir aussi large qu'il est possible, le numéro 3, 4 ou 5. Nous insistons sur ces numéros, étant donné leur forme. Cette première pression faite, on devra explorer les bords avec un fouloir fin, le numéro 9 par exemple ou le numéro 9ᵇ. La figure 3 représente le premier morceau condensé *a*, la figure 4 le deuxième *b*, la figure 5 le troisième, etc. Pour bien condenser ce troisième morceau, nous recommandons les fouloirs numéros 7, 8, 9 et 9ᵇ. Ces trois morceaux une fois en place et condensés, on voit le fond de la cavité et les bords complètement garnis, le reste de l'aurification se fait sur une surface ouverte, facilement accessible ; on coupe alors une petite bandelette de la longueur de la surface à remplir et large d'un millimètre ou plus, selon la grandeur de la cavité. On la replie en deux, si la cavité est trop petite, et l'on peut même couper le morceau en deux ou trois morceaux plus petits.

On achève de remplir la cavité en tassant des couches successives et l'on termine la condensation de la surface avec le fouloir numéro

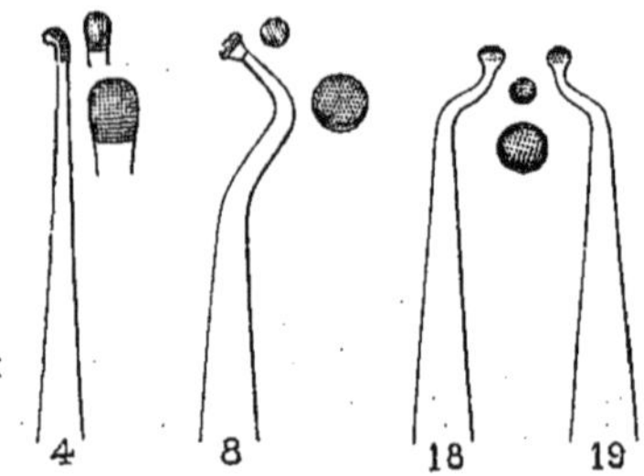

28, en ayant soin d'insister sur le roulement latéral dont nous avons parlé.

Quand la condensation est terminée, on passe un brunissoir sur toute la surface, de façon à la rendre plus dure et à condenser les parties qui n'auraient pas été suffisamment pressées par le fouloir.

Il est bien entendu que, dans la pratique, on ne pourra pas toujours procéder aussi méthodiquement ; mais, en tenant compte de ces indications et en se rappelant surtout qu'il faut commencer par le bord cervical et par garnir le fond de la cavité, on fera un bon travail et sans peine.

3ᵉ *Type. — Reconstitution.*

Prémolaire, grosse molaire.

Dans ces cas, on place et on presse un premier morceau *a* contre a portion de dentine et d'émail située entre le bord cervical et la région de la pulpe. Le second morceau *b* sera placé dans le fond, au niveau de la région pulpaire, le troisième *c* contre la portion de dentine et d'émail située du côté des tubercules. Les trois morceaux sont imbriqués l'un sur l'autre et suffisent généralement à remplir le fond de la cavité.

Ces détails de manuel opératoire sont indiqués sur la figure ci-dessous.

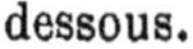

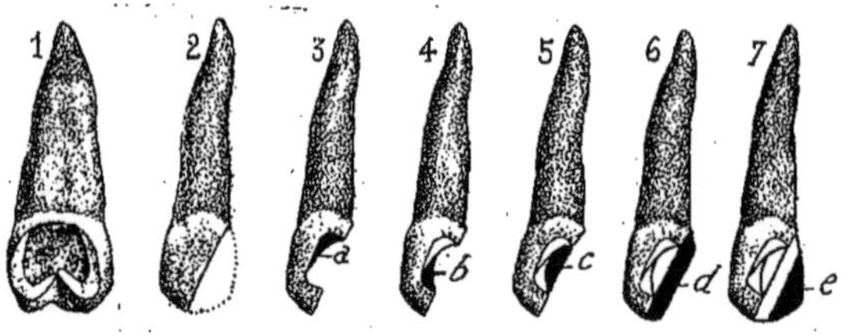

A partir de ce moment, on prend de petites plaquettes que l'on colle en les superposant l'une sur l'autre, couche par couche, jusqu'à ce qu'on soit arrivé à avoir donné à la dent sa forme naturelle.

Les plaquettes sont découpées d'une superficie égale à celle de la totalité de la tranche de la dent que l'on veut reconstituer (cavité et bords).

Ainsi qu'on le voit, il y a en quelque sorte deux temps : le premier consiste à obturer la cavité, comme nous l'avons déjà dit, et dans ce cas, on emploie les fouloirs numéros 3, 4, 5, 7 et 9 . Dans le second temps, on procède à la reconstitution au moyen des mêmes fouloirs et l'on termine avec le fouloir numéro 28.

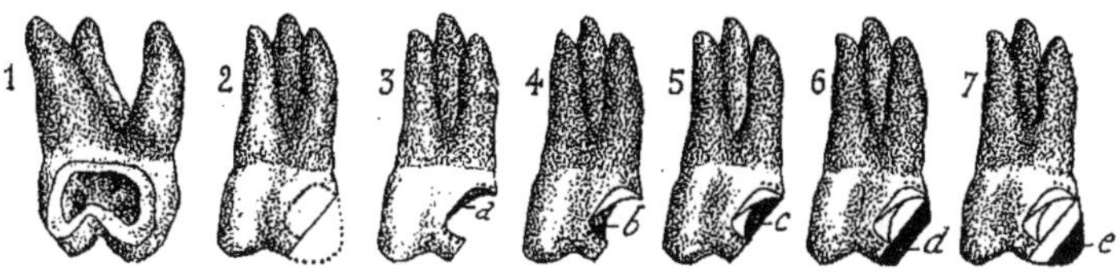

Le polissage se fait par les moyens usuels, de préférence avec des meules appropriées. Nous reviendrons d'ailleurs sur ce point. On pourra se rendre compte par les figures ci-jointes que la reconstitution d'une portion de grosse molaire ne diffère pas sensiblement de celle d'une prémolaire que nous venons d'examiner.

4ᵉ *Type. — Incisive supérieure ; reconstitution d'un angle et d'un bord.*

La reconstitution des incisives passait jusqu'ici pour être extrêmement difficile et longue avec les autres ors, et nécessitait souvent soit un pivot ou un système d'agrafes, de vis ou de champignons (le tout toujours très compliqué). Il était bien difficile d'y arriver avec une carie n'intéressant pas la pulpe, et on était le plus souvent obligé de détruire cet organe pour se créer un point de rétention solide dans le canal. Le lecteur pourra se rendre compte par les figures ci-jointes, toutes faites d'après nature, que cette reconstitution est très possible, même dans les caries du 2ᵉ degré.

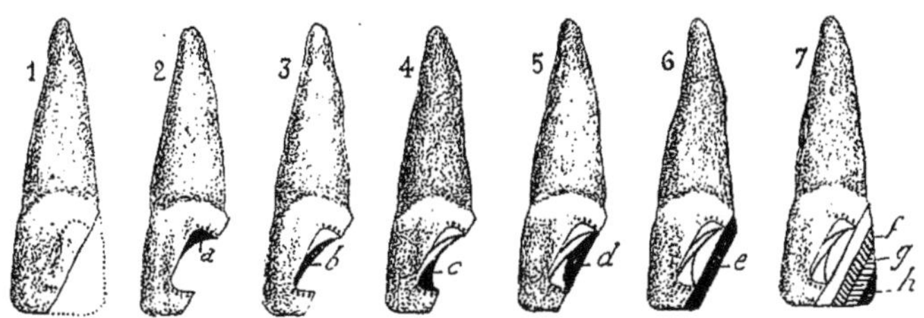

Nous ne défendons pas d'employer les systèmes de rétention que l'opérateur croira utiles à la solidité de son aurification, mais nous faisons simplement remarquer que nous n'avons même pas besoin de nous servir de la cavité de la pulpe comme moyen de rétention lorsque cet organe est détruit. En tout cas, si nous pouvons profiter de la cavité pulpaire, nous n'aurons jamais besoin de nous servir du canal. Nous ne recommandons même pas le système d'enchevêtrement des morceaux d'or l'un dans l'autre, décrit dans certaines méthodes. L'or Solila est extrêmement adhésif et une concentration soignée suffit à elle seule à assurer le succès ; une propreté méticuleuse de l'or et des instruments sera plus utile que tous ces systèmes de position de cylindres ou de morceaux.

Nous avons pris comme exemples, comme types, les cas les plus fréquents de la pratique courante.

Les reconstitutions de portions distantes (cavités postérieures) se feront de la même façon, en tenant compte des recommandations que nous avons faites dans les différents cas que nous avons étudiés.

On aura recours, pour ces cas, aux fouloirs précédemment cités et aux numéros 6, 7, 8, selon l'accès et la grandeur de la cavité. Les numéros 18, 19, 26, seront également très utiles. (Les fouloirs qui complètent la série dont nous avons parlé, mais dont nous n'avons pas fait une mention spéciale, sont représentés ci-dessous.

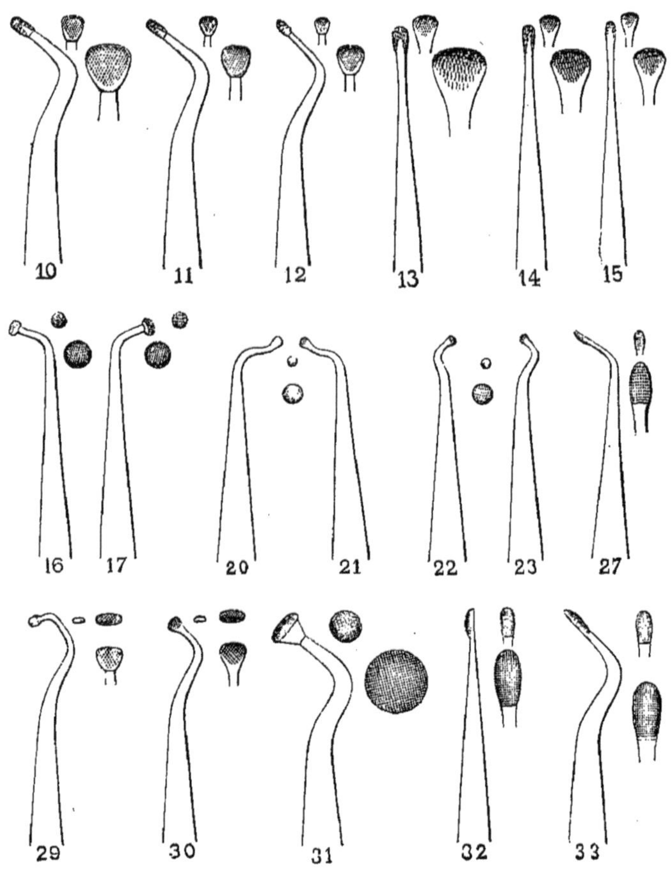

Fin de l'aurification.

Pour terminer l'aurification, nous conseillons d'avoir recours, de préférence, aux meules de coryndon plutôt qu'aux fraises à finir et aux brunissoirs.

D'une façon générale, nous conseillons de faire le brunissage avant d'enlever la digue, de façon à avoir une surface plus dure, plus résistante. La couche superficielle doit former une sorte de croûte métallique encore plus condensée que le corps de l'aurification.

La meilleure façon de procéder est, à notre avis, d'employer un brunissoir à main, à gros manche, plat pour les cavités interstitielles et rond pour les cavités de face triturante. On promène cet instrument en le pressant fortement sur la surface de l'aurification et particulièrement sur les bords. C'est sur ceux-ci que l'on devra le plus insister.

Le polissage est effectué ensuite par les procédés usuels. Toutefois, nous ne voyons pas l'utilité de faire le polissage méticuleux nécessaire avec l'emploi de l'or adhésif.

Nous ne conseillons pas de passer à nouveau le brunissoir ; d'une façon générale, nous laissons l'aurification mate, telle qu'on l'obtient, par exemple, après l'emploi des meules fines ou des disques de bois chargés de ponce. A notre avis, les surfaces brunies, brillantes, ont un reflet beaucoup plus foncé que les surfaces mates ; c'est ainsi qu'une aurification de face triturante de grosse molaire, extrêmement brillante, n'a souvent pas l'aspect de l'or, surtout d'après certaines incidences de lumière.

Ainsi que l'a fait remarquer notre excellent collègue et ami M. Amoëdo, les surfaces obtenues par ce procédé d'aurification sont très nettes et ne présentent pas ces séries de monticules et de vallées que l'on constate si souvent avec d'autres ors.

Raccords.

Il est prudent, avant d'enlever la digue, de vérifier son aurification, par exemple avec une sonde fine et de s'assurer qu'il n'existe aucune imperfection au niveau de la surface et des bords.

Si, par suite du manque d'habitude ou d'habileté de l'opérateur, de la grande difficulté d'accès de la carie, etc., il existait une lacune dans l'aurification, il serait très facile d'y remédier. Il suffit en effet de gratter la partie lacunaire avec une fraise, d'y faire quelques encoches, quelques crans, en un mot d'obtenir une surface rugueuse et très propre. On la sèche à l'air chaud, s'il est besoin, et l'on replace quelques morceaux d'or pour obturer cette lacune.

Faisons remarquer en passant que, lorsque le même accident arrive avec l'or adhésif, il est nécessaire de faire de nouveau une véritable petite cavité, qui nécessite même quelquefois de nouveaux points de rétention.

On pourra également refaire, par le même procédé, des surfaces ou des portions d'anciennes aurifications à l'or adhésif ou à l'or mou.

L'or de Trey s'accole parfaitement au reste de l'aurification.

Certains praticiens, et nous le comprenons, surtout au moment de l'apparition de l'or de Trey, n'avaient pas en lui assez de confiance pour l'employer exclusivement. Ils avaient eu si souvent des déboires avec les ors cristallisés qu'ils n'osaient pas terminer leur aurification avec le Solila seul. Ils s'en servaient pour bourrer le fond des cavités et croyaient plus sûr de terminer par une couche d'or adhésif.

Nous avons reconnu, dans la pratique, que cette précaution était superflue et nous pensons aujourd'hui que les surfaces et les bords d'une aurification faite exclusivement avec de l'or de Trey donnent autant de garantie que l'or adhésif en général.

« Ainsi que le dit le Dr de Trey, cet or se combine parfaitement « avec l'étain et forme avec ce métal une masse très dense, antiseptique « et non conductrice, rendant de bons services pour couvrir les dentines « sensibles et le bord gingival.

« Il adhère par la pression à tous les métaux nobles décapés mé-« caniquement ; ainsi il peut rendre de grands services dans les tra-« vaux de prothèse tels que travail à pont, réparation, sertissage des « dents. »

Densité. — Nous avons demandé à notre honorable confrère, M. Lemerle, de faire en sa présence, une expérience au sujet de la densité du Solila avec l'appareil qu'il a imaginé et présenté l'année dernière au Congrès de Bordeaux. Nous avons condensé un cylindre avec l'or numéro 3 *par la simple pression de la main* et nous avons obtenu une densité sensiblement égale à celle de l'or de Wolrab et de Herbst. Le poids du lingot pesé par MM. Morin frères, essayeurs de la Banque de France, est de 754 milligrammes. Si l'on compare ce chiffre avec ceux obtenus par M. Lemerle, qui ne s'est servi que des ors condensés au maillet avec des pointes fines, on peut se convaincre que sa densité est vraiment remarquable, étant donné que nous sommes en présence d'un or cristallisé.

Il importe de faire remarquer que cette expérience a été faite sans l'aide du maillet.

Nous avons tenu à n'employer que la pression manuelle, qui est le mode opératoire que nous conseillons.

D'ailleurs, cette question de la densité n'a, à notre avis, qu'une importance secondaire. Nous ne pensons pas qu'il faille chercher comme idéal de matière obturatrice celle qui sera la plus dense ; certes c'est là une qualité dont on doit tenir compte, mais il importe *uniquement* que cette densité soit *suffisante* pour que l'obturation puisse résister à la désagrégation et à l'effort de la mastication.

Il n'entre pas dans le plan de ce travail, où nous tenons surtout à faire un exposé du manuel opératoire et des avantages de l'or Solila, d'étudier d'une façon complète la question de la densité de

cet or comparée à celle des unes ou des autres matières obtura-
trices. Cette étude demanderait avant tout la consécration et l'expérience du temps.

Pour ce qui est de la désagrégation, tout ce que nous pouvons
dire, c'est que des aurifications faites par le Dr de Trey avec cet or,
même imparfait, il y a 15 à 20 ans, sont aujourd'hui encore absolument intactes. Pour notre pratique personnelle et celle de plusieurs
de nos confrères, nous avons vu plusieurs fois des reconstitutions
faites, il y a déjà plus d'un an, dans des conditions difficiles, et qui
n'ont subi aucune altération.

Nous espérons pouvoir, d'ici quelques années, revenir sur ce sujet
avec des données plus précises.

Titre. — Le titre de l'or de Trey, essayé par la maison Morin
frères, est de 996 millièmes ; on sait que l'or est considéré comme
fin à partir de 995.

Infiltration. — Nous avons fait quelques expériences au sujet de
l'infiltration ; nous avons condensé dans une série de tubes à ma-
nomètre, en verre, de l'or numéro 3, toujours avec la pression de la
main. Ces tubes ont été laissés dans l'encre pendant plusieurs jours
et nous avons constaté que l'encre n'avait pas pénétré autour du
lingot, malgré le poli de la surface du verre. Il semble donc bien
évident que la salive ne peut s'infiltrer entre l'or et les parois toujours plus ou moins rugueuses d'une cavité.

Malléabilité. — Cet or, avons-nous dit dans le courant de cet
article, est susceptible de suivre de la façon la plus parfaite toutes
les dépressions et rugosités qui se trouvent dans la carie ; pour se
rendre compte de l'exactitude de ce fait, on pourra reproduire une
de nos expériences, qui prouve très clairement cette propriété.
On fait, avec une petite fraise très fine, dans le fond d'une cavité que l'on a creusée dans un morceau d'ivoire, des encoches,
des points de rétention, des diverticules dans différents sens et on
procède à l'aurification de cette cavité, comme nous avons dit plus
haut. On fait ensuite dissoudre dans l'acide chlorhydrique le morceau d'ivoire et l'on peut se convaincre, par l'examen du bloc d'or
qui subsiste, que ce bloc suit fidèlement, dans tous les sens, les
diverticules que l'on avait creusés.

Si l'on porte ce même bloc d'or au laminoir, on constate que la
plaque obtenue est bien homogène, d'une égale épaisseur, très
flexible, élastique, et peut se replier dans différents sens, sans se
briser en aucun point.

Conclusions. — Nous terminerons cet article en attirant tout
spécialement l'attention des praticiens sur les points suivants.
Une aurification par l'or de Trey semble avoir toutes les qualités des aurifications effectuées avec les meilleurs ors connus jusqu'à ce jour et présente sur le manuel opératoire de ceux-ci quatre
avantages considérables, pour ne citer que les principaux :

1° *Suppression des points de rétention.*

2° *Facilité du commencement de l'aurification.*

Les premiers morceaux sont toujours faciles à faire tenir avec le Solila, et l'on sait combien le commencement d'une aurification à l'or adhésif présente de difficultés.

3° *Rapidité de l'aurification.*

L'opérateur gagne au moins les deux tiers du temps, et souvent, grâce à cela, peut éviter d'employer la digue. Les aurificateurs les plus habiles, qui font très rapidement une bonne aurification par l'or mou ou l'or adhésif, ont encore avantage à adopter l'or de Trey.

4° *Emploi facultatif du maillet.*

Les opérateurs qui sont habitués au maniement de cet instrument pourront continuer à l'employer (pointes spéciales de Trey). Toutefois, la pression manuelle est suffisante.

OR "SOLILA" & INSTRUMENTS

DU Dr E. DE TREY

Patentés en **Allemagne**, en **Angleterre**, en **France** et en **Suisse**.

EN VENTE CHEZ

P.-A. KOELLIKER & Cie

ZURICH   GENÈVE

LYON   BORDEAUX

45, place de la République. | 18, Allées de Tourny.

ET CHEZ TOUS

Les Fournisseurs pour Dentistes

OR « SOLILA »

Du Dr E. DE TREY

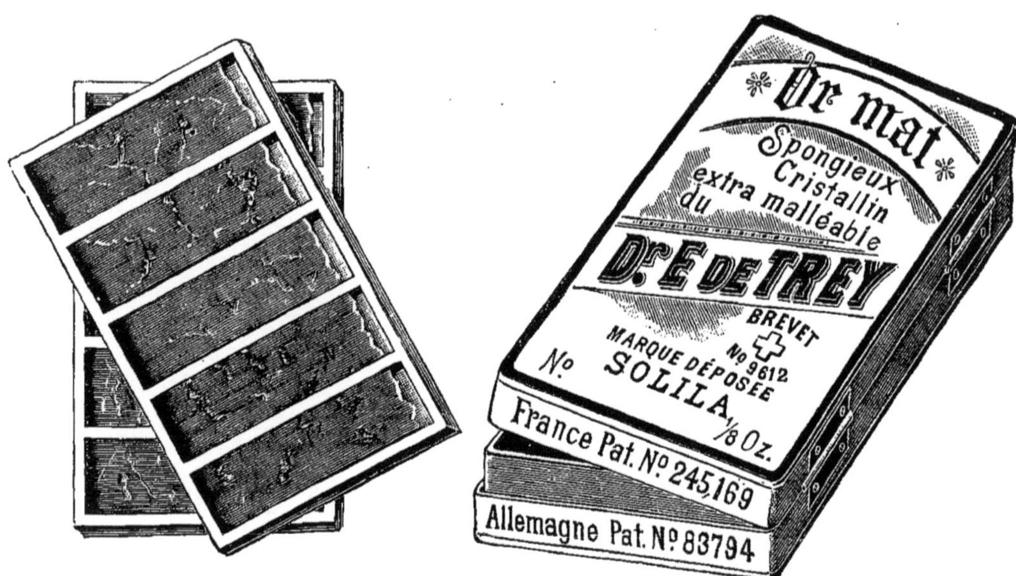

Se fabrique en 4 numéros :

N⁰ **1** doublé, avec trame partielle }	or mou pour fonds et grandes cavités.
» **2** simple » » » }	
» **3** mince » » » {	pour petites cavités, contours et surfaces.
» **4** » » » entière {	pour reconstructions, contours et surfaces.

Prix : 1/8 D'ONCE. . . .   **26** francs.

L'ONCE. . . .   **204**   »

OBSERVATIONS :

1. Chaque numéro peut, au besoin, s'employer pour toutes les obturations.

2. L'or n⁰ 3 s'emploie spécialement pour les petites cavités, et peut se couper en très petits morceaux sans s'émietter.

3. L'or n⁰ 4 avec trame entière doit être chauffé plus fortement que les autres numéros.

FOULOIRS DU Dr E. DE TREY

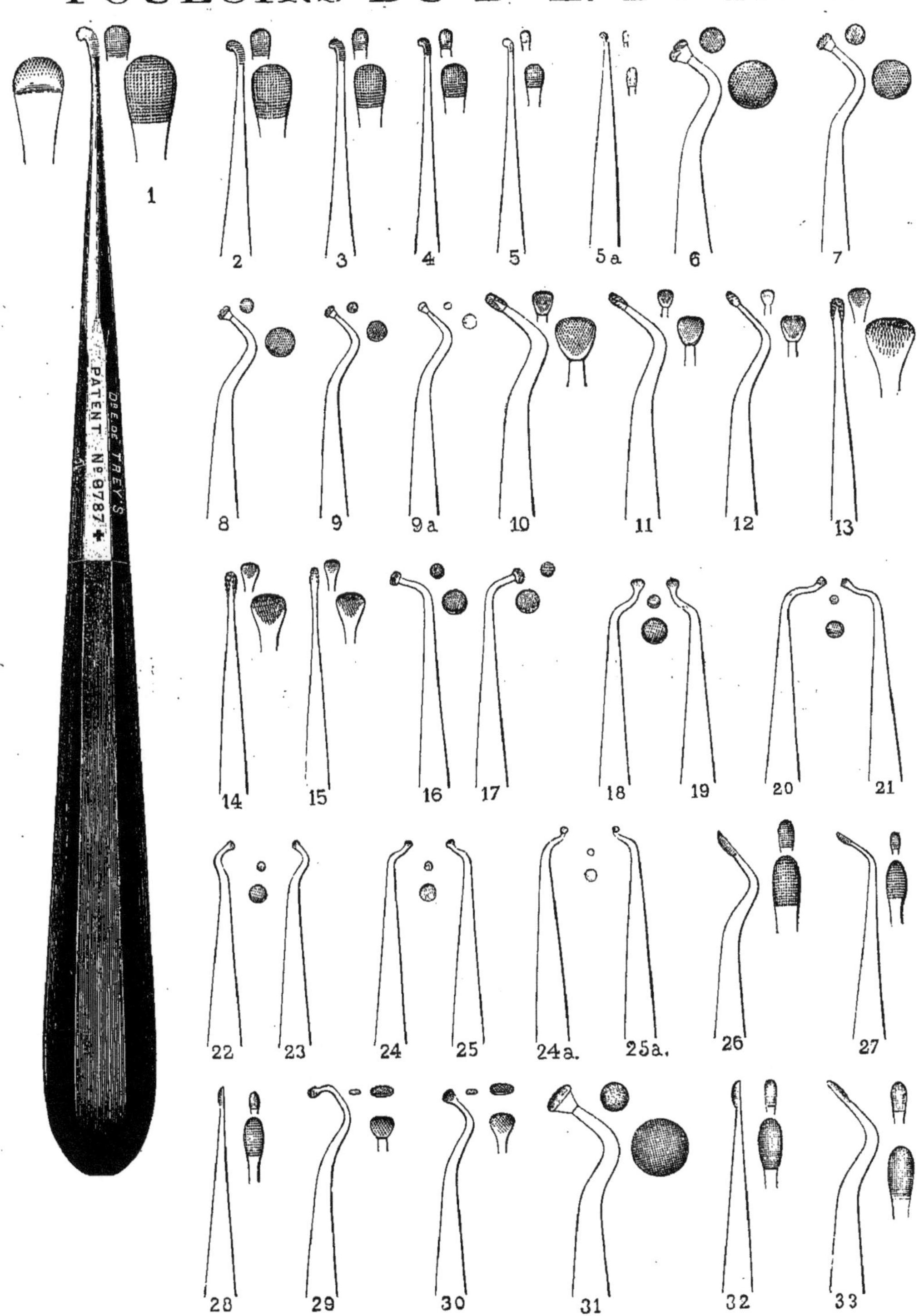

Prix : 6 fr. 50 la pièce.

FOULOIRS du Dr E. DE TREY

Sans serrations.

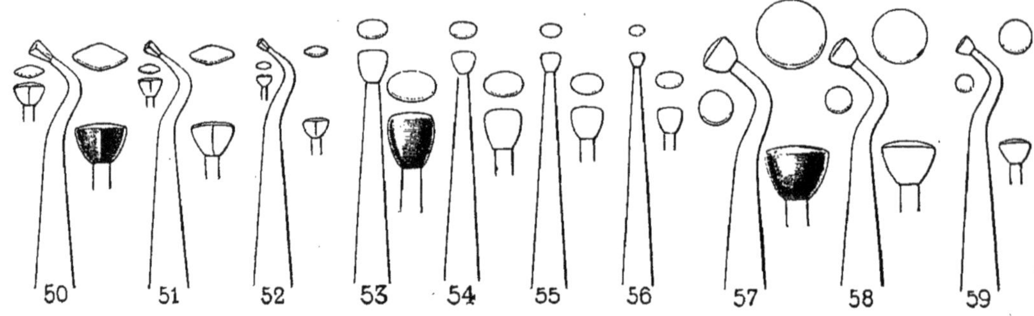

Prix : 6 francs la pièce.

FOULOIRS DU Dr E. DE TREY

Pour les Maillets automatiques d'ABBOTT et de SNOW et LEWIS.

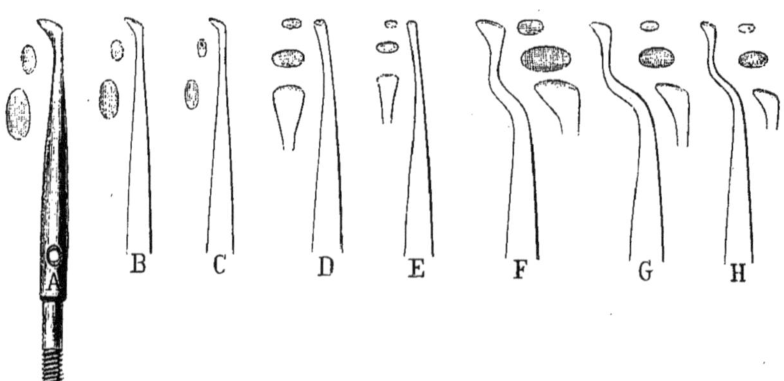

Prix : 3 francs la pièce.

FOULOIRS AVEC TAMPON DE CUIR
DU Dr E. DE TREY
Pour l'usage avec le maillet à main.

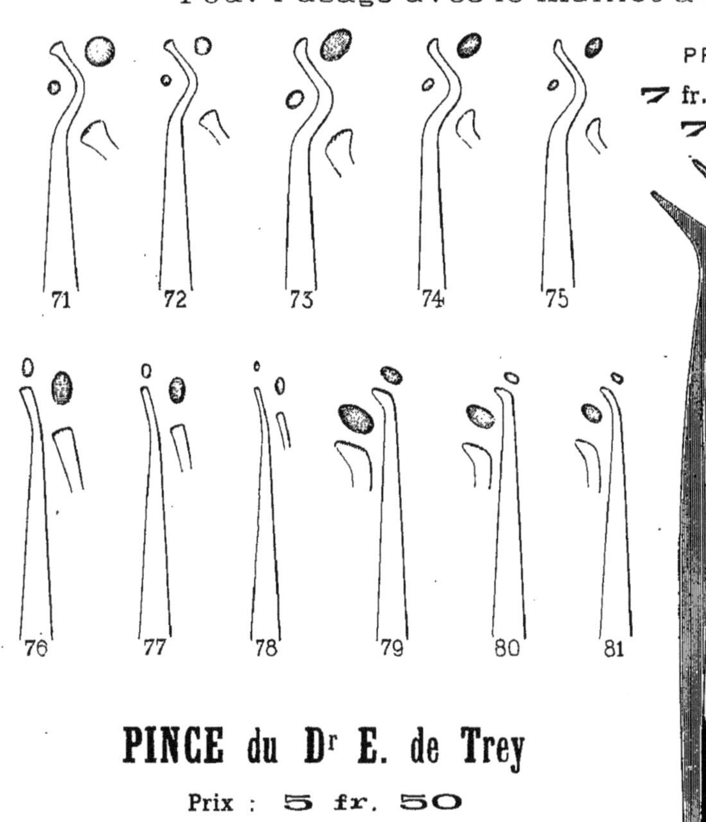

PRIX DE LA PIÈCE :

7 fr. 50 avec serrations
7 fr. sans serrations.

PINCE du Dr E. de Trey

Prix : **5 fr. 50**

~~~~~~~~~~~~~~

CISEAUX du Dr E. de Trey

Pour l'or « SOLILA » à tranchants extra minces.

Prix : **4 fr. 50**

~~~~~~~~~~~~~~

INSTRUMENT « Toulouse »

a Pour prendre l'or et pour l'introduire dans la cavité.

Prix : **1 fr. 50**

Observations concernant les Fouloirs

AVEC TAMPONS DE CUIR

1. Ces **fouloirs** seront employés avec satisfaction par les opérateurs qui redoutent la fatigue occasionnée par la pression manuelle.

2. Le tampon de cuir inséré dans le bout du fouloir supprime le bruit produit par le maillet à main. Il évite en outre la douleur que causerait au patient l'emploi d'un *fouloir ordinaire* avec le même maillet, étant donné la *condensation rapide* de **l'or « SOLILA »**.

3. Pour l'emploi de ces **fouloirs**, on introduit l'or dans la cavité et on le met en place avec un fouloir ordinaire, puis on opère la condensation définitive au moyen du *fouloir à tampon de cuir*, dont la pointe doit être promenée à la surface de l'or en lui imprimant un mouvement de glissement pendant le martelage.

148